AF314064

ENQUÊTE

SUR LE

CANCER EN NORMANDIE

Avec la collaboration de 35 médecins exerçant en Normandie.

Par le docteur Raoul BRUNON,

Ancien Interne des Hôpitaux de Paris,
Médecin des Hôpitaux de Rouen, Professeur à l'École de Médecine,
Membre correspondant de la *Société médicale des Hôpitaux de Paris*.

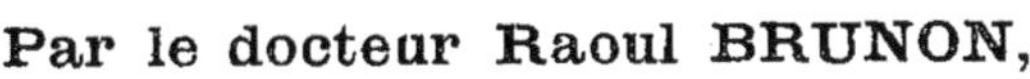

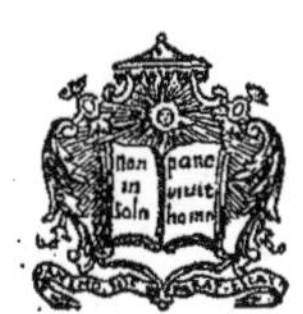

ROUEN

EMILE DESHAYS ET Cie
58, rue des Carmes, 58

—

1893

ENQUÊTE

SUR LE

CANCER EN NORMANDIE

Les médecins dont les noms suivent ont bien voulu répondre à mon questionnaire, je les prie d'accepter l'expression de ma vive reconnaissance.

Ils m'ont donné une partie de leur temps toujours si accaparé, quelques-uns même se sont livrés à un travail long et aride pour produire des chiffres et des renseignements aussi précis que possible.

Si on veut bien se reporter à leurs documents, que j'ai reproduits à la fin du mémoire comme pièces justificatives, on verra qu'ils ont été recueillis avec la prudence et l'impartialité dont ne doivent jamais se départir de vrais serviteurs de la science.

MM.

ANNE, Montchauvet (Calvados).
AUGER, Bolbec (Seine-Inf^re).
AUMONT, St-Sever (Calvados).
BOURDON, Etrépagny (Eure).
BUFFET, Elbeuf (Seine-Inf^re).
CHIVÉ, Caudebec-en-Caux.
COCATRIX, Doudeville (Seine-Inf^re).

MM.

DELABROSSE, Cany (Seine-Inf^re)
DESCAMPS, Buchy   id.
DESSEAUX, Tôtes   id.
DUCHESNE, Gournay   id.
DUFOUR, Fécamp   id.
FIDEL, St-Romain   id.
FLAHAUT, Neuville - Champ-d'Oisel (Seine-Inf^re).

MM.

FLORION, Lillebonne (Seine-Inf^re).
GUILLOUET, Brionne (Eure).
HOUEL, Bolbec (Seine-Inf^re).
HURPIN, Gaule-Sainte-Beuve (Seine-Inf^re).
HURPY, Dieppe (Seine-Inf^re).
ISAMBARD, Pacy-sur-Eure.
JACQUOT, St-André-de-l'Eure.
LECLERC, St-Lô (Manche).
LEMAIRE, Tréport (Seine-Inf^re).
LESIGNE, Lisieux (Calvados).
MARAIS Henry, Honfleur (Calvados).

MM.

MARQUEZY, Neufchâtel-en-Bray (Seine-Inf^re).
MATHON, Forges (Seine-Inf^re).
MOSQUERON, St-Valery id.
MOUILLON, Criel id.
PETIT, Neufchâtel id.
PLANEL, Beaumont-le-Roger (Eure).
PUISTIENNE, Chennebrun (Eure)
REBULET, Bourgtheroulde id.
VALIN Paul, Fécamp (Seine-Inf^re).
VIALLE, Beuzeville (Seine-Inf^re)

PREMIÈRE PARTIE.

I.

Dans un premier travail publié par la *Normandie médicale* en 1889, sous le titre suivant : *Le cancer dans une commune de Normandie. — Sa nature contagieuse et son mode de propagation*, M. ARNAUDET (de Cormeilles) a voulu montrer que le cancer sévissait d'une manière extraordinaire dans la région où il exerce (confins de l'Eure et du Calvados) et que le cancer était contagieux.

Son travail a été très remarqué. La plupart des journaux de médecine français l'ont reproduit ou analysé, et il a été le point de départ de plusieurs revues générales sur le cancer.

Voici les conclusions de cette étude :

1°) *Le cancer sévit avec une intensité excessive dans la partie de la Normandie où j'exerce. Il existe donc une cause locale.*

2°) *La clinique autorise à affirmer la nature infectieuse et transmissible d'un sujet à un autre du carcinome.*

3°) *L'eau est, comme pour la fièvre typhoïde, le véhicule ordinaire du germe cancéreux, l'eau en nature et, plus probablement dans notre contrée, le cidre.*

4°) *L'eau des mares et en général toute eau impure devrait être absolument proscrite de la fabrication du cidre..*

Les recherches de M. ARNAUDET avaient porté sur 8 années et avaient donné les chiffres suivants :

Pour une population de 400 âmes, les décès avaient été de 74. Les décès par cancer, de 11.

En d'autres termes, pour 100 décès il y avait eu 14,88 décès par cancer, soit près de 15 %.

Or, ce même chiffre pour Paris n'est que de : 4,16 %.

Donc, le cancer était 3 fois plus fréquent à St-Sylvestre qu'à Paris.

La même année, M. REBULET (de Bourgtheroulde) publiait une statistique corroborant les faits avancés par M. ARNAUDET sur l'extrême fréquence du cancer.

M. Rebulet voulait montrer que dans sa région les cancéreux étaient beaucoup plus nombreux que les tuberculeux :

En 1888, il avait observé 12 cancéreux pour 2 tuberculeux.

Pendant les 3 premiers mois de 1889, il avait vu 5 cancéreux pour 1 tuberculeux. [1]

En 1890, M. Arnaudet a publié une seconde étude dans la *Normandie médicale* [2]. Elle donne le relevé des décès par cancer pour 4 nouvelles communes du canton de Cormeilles; pour 2 grandes villes normandes, Rouen et le Havre; enfin pour la ville de Reims :

Commune d'Epaignes . 1.308 h. Décès = 222; par cancer 17; °/₀ **7.65**.
La Chapelle-Bayvel ... 343 h. Décès = 60; par cancer 4; °/₀ **6.66**.
St-Pierre............ 880 h. Décès = 123; par cancer 7; °/₀ **5.69**.
Cormeilles .... 1.247 h. Décès = 191; par cancer 20; °/₀ **10.47**.

Dans les 4 communes, on obtient donc la proportion de 8,05 °/₀.

Si on fait figurer la commune de St-Sylvestre (74 décès, 11 cancers), on obtient une nouvelle proportion de 8,8 °/₀ que M. Arnaudet croit inférieure à la réalité.

Enfin, si on établit un tableau comparatif pour Paris, Rouen, le Havre, Reims et le canton de Cormeilles, on obtient les chiffres suivants :

1°) Sur 100 décès, combien par cancer?

Paris. 4,16; Rouen, 3,8; le Havre, 2,4; Reims, 3,3; canton de Cormeilles, **8,8**; commune de St-Sylvestre, **15**.

2°) Pour 100,000 habitants, combien de cancéreux?

Le Havre, 71; Reims, 101; Paris, 104; Rouen, 127; canton de Cormeilles, **203**; St-Sylvestre, **345**.

Donc, pour 10,000 habitants il meurt au Havre 7 cancéreux, 10 à Paris, 12 à Rouen, **20** à Cormeilles, **34** à St-Sylvestre.

Dans la seconde partie de son mémoire, M. Arnaudet fait l'histoire de la rue principale du bourg, et dans cette rue, qui compte

---

[1] Nouvelle contribution à l'étude du cancer en Normandie. *Normandie médicale* 1890, p. 103.

[2] M. Lucas-Championnière a publié en 1889 un travail qui tendrait à prouver que dans une petite commune de l'Oise, St-Léonard, près Senlis, sur une population de 550 habitants, il y a eu en 20 ans 220 décès dont 22 par cancer soit 10 °/₀, moitié plus qu'à Paris. La tuberculose au contraire y est relativement rare, moitié plus rare que le cancer. (*Journal de Méd. et de Chir. pratiques 1889, p. 291*).

54 maisons et mesure 150 mètres de long, 17 maisons sont frap-
pées et fournissent 21 cas.

Sur ces 21 cas, 15 ont été observés depuis 1889 ; 11 ont été soi-
gnés par M. ARNAUDET. Les diagnostics ont été confirmés par
FLAUBERT, NOTTA, LEMARIEY, RICHELOT.

De plus, la maladie se concentre vers la partie moyenne de la
rue, 4 maisons sur 6 sont atteintes et donnent 5 morts : c'est un
nid de cancers.

Mais non-seulement le cancer apparaît dans des maisons conti-
guës, 4 fois il se répète dans la même maison, chacune fournis-
sant 2 cancéreux.

M. ARNAUDET devient contagionniste de par les faits, et il croit
trouver dans l'eau et dans l'habitation l'origine de ses cas de
cancer ; il n'a trouvé l'hérédité que dans la moitié des cas ; il croit
que bien souvent on met sur le compte de l'hérédité ce qui devrait
s'expliquer par l'habitation.

Enfin il arrive aux conclusions suivantes :

1° *La mortalité excessive par cancer dans notre région, l'exis-
tence de la maladie en foyer, sa répétition dans les mêmes maisons
et son caractère franchement épidémique dénoncent l'action d'une
cause locale et, partant, extérieure à l'organisme.*

2° *Le taux élevé de Rouen, le contingent très faible du Havre,
plaident dans ce même sens.*

3° *La grande prédominance du cancer du tube digestif et des
glandes annexes prouve l'importance des ingesta.*

4° *On est en droit d'accuser* L'EAU, *et surtout l'eau du cidre, d'être
le principal agent de propagation du cancer. Après l'eau, nous
incriminons* L'HABITATION.

Dans un troisième mémoire paru en 1891, M. ARNAUDET publie
des faits nouveaux qui corroborent ses conclusions antérieures.
Il les résume sous trois chefs :

1° *La fréquence excessive du cancer dans nos campagnes recon-
naît une cause de lieu et extérieure, par conséquent, à l'organisme.*

2° *L'eau est le véhicule le plus habituel du germe cancéreux,
comme en témoignent, outre les observations spéciales que j'ai fait*

connaître, les cas si nombreux sur nos plateaux privés d'eau propre.

3° Le germe se transmet entre habitants de la même maison, soit directement soit indirectement, par les objets contaminés par un premier malade.

Enfin, la même année, dans une lettre adressée à la *Normandie médicale*, M. OZENNE (de Paris) [1] nous faisait connaître une statistique dressée par M. le Dr LEGROS (d'Argentan).

Ce médecin avait observé dans une période de 16 ans, de 1871 à 1887, plus de 80 cas de cancer dans la ville d'Argentan.

M. OZENNE a des raisons de croire ce chiffre inférieur à la réalité, parce qu'il serait extraordinaire que dans un tel laps de temps M. LEGROS n'ait pas fait quelques oublis dans les notes qu'il prenait sur ses malades.

II.

Le travail de M. ARNAUDET peut être considéré comme le modèle de ceux que peut faire et que seul peut faire le médecin exerçant à la campagne, sur un territoire dont il connaît tous les habitants, avec leurs tenants et leurs aboutissants.

Il a suggéré un grand nombre d'articles et de revues que nous n'avons pas l'intention d'analyser; nous signalerons seulement un mémoire très substantiel de notre collègue GUELLIOT (de Reims). M. GUELLIOT a recueilli les opinions d'un certain nombre de confrères de sa région, et, d'une vingtaine de cas ainsi réunis, il a tiré les conclusions suivantes :

1° Le cancer est inoculable au porteur; l'hétéro-inoculation est prouvée chez des animaux, elle est probable chez l'homme.

2° Tout plaide en faveur de la nature infectieuse du cancer : son inégalité de distribution, son développement fréquent dans les points de la peau ou des muqueuses présentant ou ayant présenté des solutions de continuité, ses allures cliniques.

---

(1) *Normandie médicale*, février-mars 1891.

La possibilité de sa contagion ne doit pas être rejetée à priori. Les observations de cancer de famille ou de maison, de cancer double, apportent au contraire leur contingent positif en faveur de cette hypothèse. Nous citons 29 cas, DONT QUELQUES-UNS AU MOINS sont tout à fait en faveur de cette étiologie. L'hérédité est évidente dans bon nombre de cas, mais les auteurs ont de la tendance à exagérer son action étiologique : on peut l'évaluer à 10 ou 15 °/₀ au maximum.

L'arthritisme et l'herpétisme sont réellement causes prédisposantes. Il reste à rechercher les causes qui influent sur la rareté ou la fréquence du cancer dans certaines régions. [1]

---

[1] O. Guelliot. — *Union méd. du N.-E.* 1891.

DEUXIÈME PARTIE.

I.

Dès l'apparition dans la *Normandie médicale* d'un travail signalant pour la première fois une fréquence aussi extraordinaire du cancer dans notre région, l'idée nous est venue de faire une enquête sur la question et de susciter une sorte de plébiscite parmi nos confrères de la campagne.

Nous avons laissé passer trois années pour donner le temps aux médecins de contrôler par l'observation de chaque jour les opinions de M. ARNAUDET, et enfin il y a quelques mois, nous avons envoyé à 200 confrères un questionnaire qui leur permettait de nous donner leurs réponses dans un ordre uniforme.

C'est la substance de ces réponses que nous allons condenser sous la forme des quelques conclusions qui vont suivre.

Qu'on nous permette de faire ici une remarque : dans un travail comme celui que nous avons entrepris, il s'agit avant tout de réunir des faits recueillis en dehors de toute idée préconçue; il s'agit aussi de traduire aussi exactement que possible l'opinion de ses correspondants, et c'est là une chose plus difficile qu'on ne serait tenté de le croire à première vue.

Aussi sommes-nous tout le premier à mettre en garde contre l'erreur qui pousserait à croire que la question de la contagiosité du cancer pourrait être résolue par une seule enquête.

Nous nous sommes adressé à des praticiens, c'est-à-dire à des hommes qui n'ont pas le temps de prendre des observations détaillées et de faire des statistiques; nous leur avons demandé bien plutôt leur impression que le relevé de leurs notes, mais, comme nous l'écrivait M. NOTTA, il faut être prudent dans les conclusions, car au point de vue scientifique rien n'est plus facile, et je dirai même rien n'est plus séduisant, que de se laisser conduire à l'erreur par ses impressions.

Nous avons envoyé notre circulaire à 200 médecins exerçant sur tous les points de la Normandie; il est probable qu'elle en a pris un grand nombre au dépourvu et qu'elle les a troublés quelque peu, car 35 seulement ont répondu.

Voici ce qui nous a paru ressortir de leurs observations, groupées et analysées :

A. — Fréquence du cancer.

La grande majorité des confrères qui ont bien voulu répondre à mon questionnaire (22 sur 34) admet que le cancer est fréquent en Normandie. Si on compare les chiffres qu'ils donnent à ceux que BROCA a donnés, on trouve en effet que la moyenne de BROCA, 1 ou 1,2 %, s'élève à 2,5 — 3 — 3,44 et même 6 % pour quelques-uns de nos confrères.

Il semble donc que, dans un certain nombre de régions normandes, le cancer soit beaucoup plus fréquent que dans le reste du pays pris en bloc.

Mais si on compare ces mêmes moyennes, dont quelques-unes sont assez élevées, aux moyennes fournies par MARC D'ESPINE (de Genève) et par BRESLAU (de Zurich) [1], on voit que le cancer serait plus fréquent, ou tout aù moins aussi fréquent, dans certains cantons Suisses qu'en Normandie.

Si on fait la comparaison avec les chiffres donnés par M. MANICHON (d'Oulchy-le-Château) cité par GUELLIOT, on voit que le cancer est incomparablement moins fréquent en Normandie que dans le Soissonnais ou dans les Ardennes.

Certes, tous ces résultats ont besoin d'être contrôlés par de nouvelles recherches, mais ils tendent cependant déjà à détruire la croyance qui commençait à se former sur l'extrême fréquence du cancer en Normandie.

Ici deux remarques sont nécessaires : la minorité qui nie la fréquence du cancer est composée de médecins exerçant dans des centres urbains et non à la campagne.

De plus, il est accepté par un assez grand nombre d'observateurs que le cancer peut être très fréquent dans une localité et très peu dans une localité voisine. Ce fait est signalé plusieurs fois dans l'enquête de M. GUELLIOT.

C'est ce qui nous a poussé à poser la question suivante :

B. — Le cancer est-il plus fréquent dans certains centres ou chez certaines catégories d'individus ?

Sept observateurs seulement admettent que certaines localités

---

(1) Cités par Auger (*Normandie médicale 1892*).

sont particulièrement atteintes, mais ils ne donnent pas à l'appui de leur idée des faits bien probants. Un nombre égal de réponses refuse d'admettre cette prédilection du cancer. Vingt autres n'ont rien observé à ce sujet.

Un point sur lequel l'accord est remarquable, c'est celui qui fait allusion aux progrès de l'alcoolisme en Normandie et au rôle de cet alcoolisme pour faire de l'estomac et du tube digestif le locus minoris résistentiœ attaqué par le cancer : d'où une tendance à considérer les alcooliques comme prédisposés au cancer.

Les chiffres donnés par MM. AUGER et ISAMBARD ont été recueillis avec soin ; ils sont tout à fait comparables entre eux et, ce qui est particulièrement intéressant pour nous, ils sont sensiblement les mêmes que ceux donnés par VIRCHOW et MARC D'ESPINE. Le cancer de l'estomac se rencontre dans la proportion de 50 % environ ; celui de l'utérus, 15 % ; celui du sein, 7,5 %.

Là encore, nous sommes obligés de remarquer que la Normandie ne se comporte pas autrement que l'Allemagne ou la Suisse. Si on se reporte au mémoire de GUELLIOT, on verra que les choses se passent de même aux environs de Reims.

C. — Un médecin Normand qui un des premiers avait attiré l'attention sur le cancer en Normandie, M. REBULET, a cité des faits tendant à prouver que le cancer est beaucoup plus fréquent à la campagne que la tuberculose. Cette proposition a été acceptée par plusieurs médecins, soit dans les discussions de la Société de Médecine de Rouen, soit dans des articles du journal local. Nous devions donc chercher à faire la lumière sur elle. Poser une question à son sujet était de plus un moyen de faire contrôler par eux-mêmes les confrères qui auraient pu nous faire une réponse un peu trop hâtive sur les questions précédentes.

Nous avons donc demandé **quelle proportion comparative on pouvait établir entre le cancer et la tuberculose ?**

16 réponses admettent que la tuberculose est plus fréquente, ou aussi fréquente (2 réponses). Il n'y a que 6 réponses donnant la priorité au cancer, et prami ces 6 réponses une seule donne des chiffres : M. REBULET a vu 108 cancéreux pour 16 tuberculeux.

Dans le sens contraire, M. AUGER donne des chiffres de son côté ; il a relevé sur les registres municipaux de Bolbec 617 tuberculeux et 146 cancéreux en 14 ans.

4 autres confrères citent des chiffres analogues, de sorte que sur ce point encore la majorité n'accepte pas que la Normandie fasse exception à la règle générale, qui veut que la tuberculose soit plus fréquente.

D. — A la question qui vise **les causes prédisposantes** du cancer, il est répondu à la presque unanimité (moins 2 voix) que le cancer est héréditaire. De plus, la plupart des réponses insistent, comme si elles étaient heureuses de pouvoir affirmer un fait précis au milieu de tant de faits douteux. Cependant, il faut remarquer que les médecins qui vont tout à l'heure se dire partisans de la contagion du cancer se montrent plus réservés que les autres dans l'exposé des motifs de leur croyance à l'hérédité.

La grosse question de la contagion les préoccupe; c'est elle qui attire toute leur attention, et ils ont peut-être laissé un peu dans l'ombre la vieille croyance de l'hérédité.

Parmi les plus affirmatifs, je citerai M. Henry MARAIS, pour qui l'hérédité du cancer est aussi démontrée que celle de la syphilis et de la tuberculose.

M. MARQUEZY et M. HOUEL disent tous deux qu'ils ont vu jusqu'à trois générations successives d'une même famille être atteintes du cancer.

Donc, pour tous nos confrères, l'hérédité du cancer ne fait aucun doute, et pour la majorité c'est la cause principale, ou tout au moins la seule bien connue aujourd'hui.

Je rappelle que pour M. ARNAUDET, derrière l'hérédité se cachent les effets méconnus de l'habitation et de la promiscuité.

E. — **Quelles peuvent être les causes occasionnelles ?**

Ici, la concorde s'évanouit. 15 réponses ne veulent pas prendre parti; 5 admettent que les chagrins et les traumatismes externes cités par les anciens jouent un rôle plus grand qu'on ne le dit aujourd'hui; 5 admettent que l'alcoolisme est le grand facteur, et enfin 6 admettent la contagion.

F. — **Le cancer est-il contagieux ?**

Il était facile de voir que c'était là ma question principale, celle autour de laquelle toutes les autres se groupaient.

J'avoue avoir été un peu déçu en recevant simplement 7 réponses affirmatives sur un total de 35.

Et encore on pourra voir que sur ces 7 réponses affirmatives, pas une ne donne des faits spécialement observés au point de vue d'une étude du sujet. Si je ne me trompe, les confrères partisans de la contagion subissent l'influence de leur éducation, car ce sont de jeunes médecins; et ils ne se cachent pas pour laisser voir qu'ils ont été séduits par les études si intéressantes de M. ARNAUDET.

Il en a été de même de tout temps, et l'histoire de la médecine montre à quelles fluctuations ont été soumises les doctrines médicales, suivant que telle ou telle théorie était en honneur à une époque donnée.

Il faut remarquer cependant que la contre-partie de cette constatation est vraie. Les médecins qui ont été élevés avec cette idée que le cancer est héréditaire, et que là se borne tout ce qu'on sait de son étiologie, ne peuvent pas se résoudre facilement à épouser une théorie nouvelle, qu'on a une tendance, peut-être excessive, à généraliser. Ils se montrent prudents et sceptiques, et en somme on ne peut pas leur faire un reproche de leur méthode, elle est scientifique.

On peut condenser sous cette forme les réponses négatives : *Le cancer est peut-être contagieux, mais jamais notre attention n'a été attirée par des faits, quoique nous sachions que quelques confrères ont cru voir nettement sa contagion.*

Les réponses affirmatives peuvent se résumer ainsi : *La notion actuelle de la contagion des maladies prend tous les jours une plus grande extension. Je ne vois pas pourquoi le cancer ne serait pas contagieux; l'absence de propreté, la promiscuité, la mauvaise qualité de l'eau, peuvent expliquer la propagation du cancer dans certaines maisons où plusieurs cas se sont produits.*

Mais en somme, de faits nombreux, précis et contrôlés avec un soin spécial, il n'y en a pas. Ceux qu'on nous cite ne peuvent pas entraîner la conviction. Il faut attendre.

G. — Les partisans de la contagion croient logiquement à l'influence de l'eau et à celle du cidre. Mais là encore ils ne donnent que des affirmations.

Au contraire, ceux qui n'admettent pas cette influence, font valoir les arguments suivants :

Dans une région comme Bolbec, par exemple, où tout le monde boit du cidre, le cancer de l'estomac sévit dans les proportions de 46,7 %.; cette moyenne est inférieure à celle que donne VIRCHOW et à peine supérieure à celle que donne MARC D'ESPINE (de Genève). Il y a là un fait qui rend peu probable la contamination par le cidre.

La majorité des observateurs s'accordent à dire que tout le monde boit du cidre dans la région, que ce cidre est toujours fait avec de l'eau de mare et souvent avec une eau parfaitement malpropre, puisque souvent elle est mélangée avec une eau de fumier; malgré cela, le cancer n'est pas très fréquent, alors que dans les conditions que nous citons il devrait l'être extrêmement.

M. MARAIS (Honfleur) nous dira que la transmission de la fièvre typhoïde est manifeste par le cidre, mais qu'aucun cas à sa connaissance n'autorise à incriminer le cidre dans la propagation du cancer.

Tout au plus pourrait-on accorder que, bu en grande quantité, le cidre amène des troubles dans la digestion et peut ainsi préparer la voie au cancer stomacal chez un individu prédisposé par hérédité. Il y a en Normandie des ouvriers agricoles qui, pendant la saison d'août, boivent de 15 à 20 litres de cidre par jour. Enfin il ne faut pas oublier que la Normandie est le pays de France où l'on boit le plus d'eau-de-vie.

Plusieurs observateurs reviennent souvent sur ce point :

Si l'eau joue un aussi grand rôle qu'on a voulu le dire, remarquent quelques-uns, il devrait y avoir une grande différence dans le nombre des cancers observés là où le cidre est fait avec de l'eau de mare et là où il est fait avec de l'eau de rivière. Or, cette différence n'existe pas.

TROISIÈME PARTIE.

Dans ce qui va suivre, nous allons donner avec toute l'exactitude possible le résumé des réponses qui ont été faites à chacune de nos questions :

FRÉQUENCE DU CANCER.

1° Les cas de cancer sont-ils fréquents dans votre région ?

Sur 34 réponses :

22 disent oui;

 9 disent non ;

 3 manquent complètement.

Le nombre *approximatif* des cancéreux observés en dix ans est de :

200 pour MM. MATHON, PLANEL ;

120 pour M. LESIGNE ;

 90 pour M. DESSEAUX ;

 40 à 60 pour MM. FLAHAUT, DESCAMPS, BOURDON, COCATRIX, HURPIN, HURPY, ISAMBARD, LECLERC, MOSQUERON, PUISTIENNE, VALIN;

 20 à 40 pour MM. AUMONT, FIDEL, MOUILLON, PETIT.

D'autre part, parmi ceux qui ont répondu *non* :

M. BEUZELIN, en 17 ans, n'a observé que 5 cas de cancer (utérus, estomac).

MM. ISAMBARD et LECLERC n'exercent pas à la campagne; leur clientèle est cantonnée dans la ville, ils sont donc moins bien placés pour suivre la filiation des cas, si cette filiation existe.

M. HURPY croit que le cancer n'est pas fréquent dans la ville de Dieppe, tandis qu'il l'est au contraire dans la campagne en Basse-Normandie et dans le pays de Bray.

M. BUFFET dit que le cancer est peu fréquent dans le milieu industriel d'Elbeuf, quoique les conditions d'hygiène y soient très mauvaises.

MM. Cocatrix et Dufour ont remarqué que les cas de cancer sont plus nombreux depuis quelques années, c'est le contraire pour la tuberculose.

J'admettrai difficilement, dit M. Buffet, que le cancer soit aussi fréquent qu'on l'a dit, dans certaines localités. Les erreurs de diagnostic sont faciles : je voyais récemment un cas d'ostéomyélite syphilitique qu'on avait pris pour un cancer. Deux ulcères de jam bes avaient donné lieu à la même erreur. Deux fois j'ai diagnostiqué un cancer de l'estomac chez des dilatés cachectiques : ils ont guéri. Et quand l'erreur a été commise, il est d'autant plus difficile de la réparer que ces malades changent facilement de médecin. On les croit morts parce qu'on les a perdus de vue.

2° Combien de cancéreux sur 100 décès ?

3 Médecins : MM. Descamps (Buchy); Mathon (Forges); Planel (Beaumont-le-Roger), donnent la proportion de 6 %.

1 Médecin : M. Auger, donne **3,44** %.

5 Médecins : MM. Cocatrix (Doudeville); Hurpy (Dieppe); Isambard (Pacy-sur-Eure); Petit (Neufchâtel); Leclerc (St-Lô), donnent 3 ou 2,5 %.

3 Médecins : MM. Bourdon (Etrépagny); Lesigne (Lisieux); Mouillon (Criel), donnent 1 et 1,5 %.

Les recherches de M. Auger [1] ont été particulièrement minutieuses; elles ont été faites dans les archives municipales de Bolbec, elles ont porté sur les certificats de décès de 1878 à 1891. C'est de la comparaison établie entre ces 14 années qu'est sortie la moyenne de **3,44** % qu'il donne.

Ce chiffre concorde avec celui donné par 9 des confrères normands que nous venons de citer.

Il est sensiblement égal à celui que donnent :

Marc d'Espine (de Genève)=5,8 %.

Breslau (de Zurich)=4 %.

Il est beaucoup plus élevé que la proportion donnée par Broca [2], et qui est de 1 ou 1,2 %.

Il est moitié moins élevé que celui donné par Arnaudet pour un ensemble de 4 communes du canton de Cormeilles, soit 8,8.

---

(1) Auger. — *Normandie médicale* 1892, n° 17

(2) Broca. — Dict. Encyclopédique. *Cancer*, p. 71.

Il est encore *beaucoup moins élevé* que celui donné par ARNAU-
DET pour la commune de St-Sylvestre, 15 °/₀ décès.

Il est incomparablement inférieur au chiffre, vrai peut-être,
mais sûrement invraisemblable, donné par M. MANICHON, cité par
GUELLIOT, de 62 °/₀ décès [1] à Oulchy-le-Château.

Sous une autre forme, les chiffres nous donnent les proportions
suivantes :

Sur 100 habitants, combien de cancer ?

C. MOORE (Angleterre)	0,17 à 0,22
HIRSCH (Angleterre)	0,29
BRESLAU (Zurich)	0,7
AUGER (Bolbec)	**0,89**
FLAHAUT (La Neuville)	**1**
ARNAUDET (Cormeilles)	**3,45**
MANICHON (Oulchy-le-Château	**14**

**3° Y a-t-il des centres de population ou des catégories d'individus
où le cancer semble se développer avec plus de prédilection ?**

7 observateurs = oui ; 6 = non.

A. — MM. BOURDON, COCATRIX, FLAHAUT, HOUEL, admettent
que certains centres sont plus contaminés.

M. BOURDON : *Le village de Monjeon, qui ne contient que 320
habitants, tous cultivateurs assez aisés, a compté dans les années
89 et 90 et pour 20 décès,* **6** *décès pour cancer, tous survenus chez
des femmes de 40 à 60 ans.*

M. COCATRIX : *Une commune (Héricourt-en-Caux) m'a paru
fournir un plus grand nombre de cancéreux que les autres; mais
je ne sais pourquoi.*

M. FLAHAUT : *Le cancer est plus fréquent dans les gros bourgs
que dans les hameaux.*

M. HOUEL : *Il y a certainement des centres de population ou des
catégories d'individus où le cancer se développe davantage. J'ai
toujours habité la région désignée sous le nom de pays de Caux.
En faisant donc seulement appel à mon souvenir depuis 20 ans et*

---

(1) Dans certains villages du Soissonnais, le cancer fait 14 fois plus de victimes qu'à
Paris ou à Reims, 4 fois autant que dans une région de Normandie (St-Sylvestre) qui y
paraît particulièrement prédisposée. — GUELLIOT. La question du cancer, Reims.
1891. p. 20.

plus, je puis vous affirmer la fréquence du cancer dans les familles de cultivateurs aisés de tout le plateau qui, partant de Fécamp, va jusqu'à Valmont, Fécamp.

B. — Pour M. HURPIN, les grands buveurs sont particulièrement atteints, et c'est le cancer de l'estomac qui domine chez eux. On rencontre souvent le cancer de l'utérus chez les laveuses.

M. HURPY, qui est en mesure de comparer la population agricole à la population maritime, dit que les 3/4 des cas sont observés à la campagne, 1/4 seulement chez les marins.

M. PLANEL dit que la population agricole est surtout atteinte.

M. VALIN est du même avis ; il signale particulièrement la classe pauvre des campagnes.

M. MARAIS : *Il est indéniable que le cancer s'attaque de préférence aux individus vigoureux. Pourquoi l'observe-t-on aussi dans certaines races animales et pas chez d'autres ? Les squales, par exemple, représentent parmi les poissons l'espèce la plus féroce et à la vitalité la plus puissante ; or, on trouve le cancer chez la raie... Quelle est l'origine du cancer des végétaux, de ces énormes tumeurs épithéliales (loupes) qu'on observe sur certains arbres ? Toutes questions bien obscures.*

4° Organes le plus souvent atteints ?

Sur 34 réponses :

22 signalent l'estomac comme le plus souvent atteint.

Viennent ensuite, par ordre de fréquence décroissante :

L'utérus et le sein, en nombre sensiblement égal.

Le rectum, le foie, la langue, la face : lèvres, joue maxillaire, œil ; les amygdales, le testicule.

Le pénis, cité 3 fois (FLAHAUT, HURPY, LECLERC).

Mais il faut remarquer que le diagnostic n'est pas toujours facile, qu'il est rarement contrôlé par l'autopsie, ce qui diminue la valeur des arguments, sauf peut être pour l'estomac, l'utérus et le sein, qui sont spécialement cités.

MM. AUGER et ISAMBARD donnent les proportions suivantes :

	A BOLBEC.	A PACY-SUR-EURE.
Estomac	46,7 %	60 %
Utérus	15 %	12 %
Sein	8 %	9 %

Ces moyennes sont sensiblement les mêmes, et de plus se rapprochent de celles données par VIRCHOW et MARC D'ESPINE :

	ISAMBARD.	AUGER.	VIRCHOW.	MARC D'ESPINE.
Estomac... %	60	46,7	54,9	45
Utérus .... %	12	15	18,5	15
Sein ...... %	9	8	4	8

5° Quelle proportion comparative pourrait-on établir entre le cancer et la tuberculose ?

Sur 24 réponses :

15 admettent que la tuberculose est plus fréquente.

6 admettent que la priorité appartient au cancer.

2 admettent l'égalité.

MM. BOURDON, DESCAMPS et REBULET disent que la tuberculose est apportée par les jeunes soldats revenant du régiment et par les individus placés comme domestiques en ville, tandis que le cancer serait autochtone.

A. — Parmi ceux qui croient à la plus grande fréquence de la tuberculose :

MM. AUGER, HURPY, MOSQUERON, VIALLE, disent qu'il y a 4 fois autant de tuberculeux que de cancéreux.

En 14 ans, M. AUGER a relevé 617 tuberculeux (14.56 pour 100 décès ou 3,77 par an et par 1,000 habitants vivants), 146 cancéreux.

En 10 ans, M. HURPY a vu 150 tuberculeux, 42 cancéreux.

M. BOURDON, en 5 ans, a vu 36 tuberculeux et 18 cancéreux.

M. COCATRIX, en 10 ans, a vu 76 tuberculeux, 57 cancéreux.

M. DESSEAUX, en 10 ans, a vu 22 tuberculeux, 10 cancéreux.

B. — Parmi ceux qui considèrent le cancer comme plus fréquent, seul M. REBULET donne des chiffres, et il les donne comme très exacts.

En 10 ans, il a vu 16 tuberculeux, 108 cancéreux.

MM. FIDEL, MARAIS et DESSEAUX parlent de l'antagonisme du cancer et de la tuberculose.

M. FIDEL rapporte 2 cas de tumeurs du sein opérées, à la suite desquelles il est survenu une grossesse et un accouchement heureux. Les 2 femmes sont mortes, la première 3 ans, la seconde 11 mois après l'opération, de tuberculose pulmonaire.

M. MARAIS a toujours été frappé de l'antagonisme de la tuberculose et du cancer, qu'il n'a jamais observés chez le même individu. .

M. DESSEAUX a remarqué que tous les cancéreux (sauf 4 sur 51 cas) sont nés et habitent dans le pays. Les tuberculeux, au contraire, viennent le plus souvent de la ville où ils étaient au régiment, en pension, en apprentissage ou en service. Dans cette catégorie de tuberculeux, la maladie évolue rapidement.

M. REBULET considère aussi que la tuberculose est apportée par les personnes de la campagne qui vont faire un séjour plus ou moins long à la ville

CAUSES PRÉDISPOSANTES.

6° Croyez-vous à l'hérédité du cancer ?

Sur 32 réponses :

> 30 répondent oui.
> 2 restent dans le doute.

Parmi les 30 observateurs qui croient à l'influence de l'hérédité :

> 22 rejettent la théorie de la contagion.
> 5 n'osent prendre parti.
> 5 croient à la contagion.

M. COCATRIX dit que l'hérédité est évidente chez 1/3 des malades.

M. DELABROSSE croit que l'hérédité du cancer est moins fatale que celle de la tuberculose.

M. HOUEL admet que la cause principale de la propagation du cancer, peut-être même l'unique cause, est l'hérédité. *Je pourrais citer des familles, dit-il, où le cancer sévit depuis trois générations. Il est vrai d'ajouter que toutes ces familles s'allient entre elles et forment des espèces de tribus sans alliance en dehors d'elles. Persuadé à ce point de l'hérédité du cancer, je ne puis faire qu'une toute petite part à la contagiosité.*

M. Leclerc cite trois séries de faits : 1° un homme atteint d'un cancer rectal a perdu son père de la même maladie. — 2° une femme atteinte de cancer anorectal avait une fille qui est morte d'un cancer gastrique. — 3° un homme atteint d'un cancer d'estomac a eu 2 frères morts de la même façon, tout en étant éloignés l'un de l'autre.

M. Henry Marais : *L'hérédité du cancer est aussi démontrée que l'hérédité de la syphilis, que l'hérédité de la tuberculose.*

M. Marquezy : *J'insiste sur la question d'hérédité. Pour moi elle ne fait aucun doute. J'ai vu jusqu'à trois générations successives (que j'ai soignées moi-même), savoir : la grand'mère, la mère, la fille, mourir, la première d'un cancer du sein, la seconde d'un cancer de l'utérus, et la troisième d'un cancer de l'estomac.*

Je soigne un malade atteint de cancer intestinal, sa mère est morte d'un cancer du sein. Un autre que j'ai soigné est mort d'un cancer de l'estomac, sa mère était morte d'un cancer du sein. Toutefois, je ne considère pas cette hérédité comme inéluctable : une femme meurt d'un cancer, elle laisse 3, 4, 5 enfants; un seul, deux au plus, héritent de cette maladie, les autres sont indemnes. J'ai vu bien des cas d'hérédité, je n'ai jamais vu de cas de contagion.

M. Puistienne : *Ma conviction résulte non pas de mes lectures, mais de l'observation des faits de ma pratique médicale depuis 15 ans, je crois à l'influence de l'hérédité.*

M. Rebulet, qui un des premiers a signalé le grand nombre de cancéreux dans sa région, dit que dans la plupart des cas les malades ont eu des parents morts de cancer.

Il faut remarquer que les médecins qui croient à la contagion n'ont répondu que très brièvement et sans produire de faits sur la question d'hérédité.

7° Quelles peuvent être, suivant vous, les causes occasionnelles du cancer ?

Sur 32 réponses :

15 ne veulent prendre parti pour aucune théorie : ils ignorent.
Ce sont MM. Auger, Descamps, Florion, Isambard, Leclerc, Lemaire, Mouillon, Rebulet, Valin, Vialle.

6 admettent la contagion.

5 admettent que le chagrin et les traumatismes externes ont

probablement plus d'importance qu'on ne le dit généralement :
COCATRIX, HURPIN, ISAMBARD, DELABROSSE, MARQUEZY.

5 incriminent les dyspepsies (ANNE), de cause alcoolique
(MOSQUERON, CHIVÉ), ou autre : abus de la viande (DUCHESNE,
PUISTIENNE).

1 accuse la consanguinité.

8° Le cancer est-il contagieux ?

Sur 35 réponses, 28 disent n'avoir jamais vu un cas avéré de
contagion ; pas une ne dit simplement *non* ; par conséquent, pas
une ne s'insurge à priori contre cette idée.

7 disent: *oui*.

A. — Parmi les réponses négatives, M. ANNE dit n'avoir jamais
remarqué un cas attribuable à la contagion, quoique son attention
ait été attirée sur ce point par les travaux d'ARNAUDET.

M. COCATRIX, en 25 ans, n'a vu qu'un seul cas probable.

M. LECLERC cite le cas d'un homme jeune atteint de cancer de
la verge, qui, au début, ne se privait pas de coït. Il y a six ans
qu'il est mort et sa femme se porte bien. — Un homme de 35 ans.
atteint d'épitheliome de la lèvre, a été opéré dernièrement, sa
femme est indemne.

M. MARQUEZY : *J'ai vu bien des cas de cancer, je n'ai jamais vu
rien qui puisse se rapporter à la contagion, même chez les personnes vivant avec les cancéreux, les soignant, ou cohabitant avec
elles.*

M. SOREL : *Dans l'espaee de 10 à 15 ans, on ne trouve pas plus
de cancéreux dans les maisons contaminées par un malade mort
du cancer que dans les autres maisons. J'ai observé beaucoup de
cancer et très peu dans les mêmes maisons.*

B. — Réponses affirmatives :

M. BOURDON : *Je crois à la contagion du cancer, mais dans
des conditions spéciales, limitées, de prédisposition. Mon attention
a été attirée par une petite épidémie dans le village de Mojeon (320
habitants; en 1889 et 1890 20 décès, dont 6 par cancer), où la première malade, qui a survécu en partie aux autres, était une femme
atteinte de cancer suppuré du sein; laveuse de lessive, elle a promené*

ses linges dans tout le pays. Toutes les femmes atteintes étaient à peu près du même âge, et toutes ont succombé à un cancer des voies digestives, aussi j'accorde une grande importance à la contamination des eaux.

M. BOURDON ajoute : *Il n'existe presque aucune notion dans les campagnes touchant le caractère contagieux du cancer et des autres maladies contagieuses; l'absence des mesures de désinfection les plus élémentaires, l'utilisation immédiate des objets ayant servi ou recouvert un malade atteint de n'importe quelle maladie, favorisent étonnamment la dispersion des germes, qui sont, heureusement, combattus par l'air et le soleil. La seule maladie contagieuse redoutée dans nos contrées est la fièvre typhoïde; il faut y joindre la gale, pour laquelle on a toujours une sainte horreur, comme au commencement du siècle.*

Ce passage est à rapprocher de ce que dit, avec une conclusion exactement contraire, M. SOREL : « Il n'y a pas de maladie qui « souille une habitation plus que certains cancers... On trouve « des linges maculés traînant partout, et attendant plusieurs « jours, dans tous les coins de la maison, qu'on vienne, non pas « les brûler, mais les laver... Au milieu des longues péripéties « de la maladie, il est impossible que les sucs cancéreux ne soient « pas mis en contact avec les parquets, les tapis et beaucoup de « meubles de l'habitation.

« Dans ces conditions, la contagion devrait être manifeste; « or, elle l'est si peu, qu'elle est mise en doute par presque tout « le monde... On ne trouve pas plus de cancéreux dans ces mai- « sons que dans d'autres, qui n'ont pas été contaminées ».

M. DESSEAUX : « *Je crois à la contagion* parce que j'ai vu en « cinq ans et plusieurs fois, 2 et même 3 cancers dans une même « cour, dans un même groupe de maisons, chez des gens buvant « la même eau infectée ou s'en servant pour faire leur cidre. J'ai « vu ce qu'a vu M. ARNAUDET, et je pourrais établir des sché- « mas identiques aux siens, maintenant surtout que mon atten- « tion a été attirée sur ce sujet. »

M. HOUEL : « *Je ne fais qu'une petite part à la contagion.* J'y « crois cependant, mais en jugeant plutôt par analogie avec d'au- « tres affections, sans pouvoir offrir une seule observation pro- « bante. »

M. Henry MARAIS : « *Je crois à la contagion*. Cependant, je n'en
« ai observé personnellement aucun fait précis. Il en est de même
« que pour la contagion de la tuberculose, que je ne nie pas, mais
« qui me paraît jouer un rôle beaucoup plus restreint qu'on ne le
« prétend actuellement.

« La croyance à la contagion de certaines maladies est très
« ancienne[1]. J'ai trouvé celle de la tuberculose mentionnée dans
« une « maison rustique » du commencement de ce siècle (1818),
« où l'on donne d'excellents conseils de désinfection empruntés à
« la pratique italienne. MUNARET, dans le *Médecin de Campagne*,
« y fait allusion aussi. Je suis convaincu qu'il en est de même du
« cancer. »

M. MATHON : « *Le cancer me paraît être contagieux*; dans une
« même maison, j'ai vu une jeune femme mourir d'un cancer de
« l'utérus ; le père, 6 ou 7 ans plus tard, d'un cancer de l'intestin ;
« un domestique, d'un cancer de l'estomac ; et la mère, il y a
« quelques années, d'un cancer de l'estomac.

« Je citerai encore : un homme meurt d'un cancer de l'œso-
« phage, la femme d'un cancer du rectum ; — un homme meurt
« d'un cancer du foie, la femme d'un cancer de l'estomac, sans
« antécédents. »

M. PLANEL cite un seul cas où une femme meurt quelques mois
après son mari de la même maladie, cancer de l'estomac.

M. PUISTIENNE *admet la contagion*. « Comme M. ARNAUDET,
« j'ai vu dans ma clientèle, depuis 15 ans, deux cas de cancer
« ayant évolué successivement de la femme au mari, ou récipro-
« quement : l'un mourait quand l'autre commençait à être ma-
« lade. »

« 1° Mari et femme sans antécédents cancéreux connus. Le mari
« a un cancer intestinal, il survit 18 mois ; peu après, sa femme
« devient malade et meurt de la même affection.

« 2° Femme. Cancer du sein, survit 13 mois ; chez le mari,
« quelques mois après, cancer du pharynx. »

---

(1) Nous avons trouvé cette notion de la contagion tuberculeuse dans une partie du
Roussillon qui confine à l'Espagne et que sa situation géographique a conservé longtemps
à l'abri des changements de toutes sortes survenus dans les mœurs et dans les idées.
En Cerdagne, les gens de la campagne avaient l'habitude de brûler les effets des tuberculeux, et cette coutume se perdait, dit-on, dans la nuit des temps ; actuellement elle n'est
plus en vigueur. R. B.

9° Croyez-vous à l'influence de l'eau contaminée par des détritus cancéreux, à l'influence du cidre ?

Sur 35 réponses, 6 sont affirmatives.

A. — Réponses négatives :

M. ANNE : « Je connais des travailleurs des champs qui boi-
« vent de 15 à 20 litres de cidre. La dilatation de l'estomac, les
« dyspepsies par fermentation, sont très fréquentes ; il y a peut-
« être là une prédisposition au cancer stomacal, mais je ne crois
« pas que le cidre pris avec modération puisse être incriminé.

« Je connais des fermes où le cidre est fait avec de l'eau de
« mare où vont à chaque instant tous les animaux de basse-
« cour : je n'ai jamais vu le cancer se développer de préférence
« dans ces fermes. »

M. AUGER : « A Bolbec, tout le monde boit du cidre ; nous avons
« vu le cancer de l'estomac y sévir dans les proportions de 46,7 %.
« Cette moyenne est inférieure à celle que donne VIRCHOW,
« 54 %, et à peine supérieure à celle que donne MARC D'ESPINE
« (de Genève) = 45 %. Il y a là un fait qui rend peu probable la
« contagion par le cidre en Normandie. »

M. COCATRIX : « Tous mes clients usent pour boisson de l'eau
« de mare d'une malpropreté inimaginable. Le village d'Héri-
« court, que j'ai cité comme particulièrement frappé par le can-
« cer, boit de l'eau de la Durdent, captée à 200 mètres de la
« source. »

M. DELABROSSE : « Dans ma région, tout le monde boit du
« cidre fait avec de l'eau de mare plus ou moins mélangée de
« purin (eau des fumiers). Le cancer est rare. (Cany). »

M. HURPIN : « La Normandie est le pays de France où l'on
« boit le plus d'eau-de-vie, il y a là une cause beaucoup plus pro-
« bable que la contamination par le cidre. »

MM. HURPY et MATHON croient à l'influence de l'alcool.

M. LECLERC : « Tout le monde boit du cidre, le cancer est peu
fréquent. (St-Lô). »

M. Henry MARAIS : « Je ne saurais dire si le cidre peut trans-
« mettre le cancer, je n'ai pas vu un seul fait, mais j'en ai beau-

« coup qui montrent que le cidre peut transmettre la fièvre
« typhoïde : ces faits sont absolument précis et démonstratifs. »

M. SOREL dit que les chevaux et les vaches sont susceptibles
de contracter le cancer; d'autre part, on sait que dans la plupart
des fermes ces animaux ne sont abreuvés qu'avec de l'eau de
purin; or, ils ne contractent pas de cancer.

« J'ai connu des familles qui ont bu pendant toute une année,
« *pour ne pas le perdre*, du cidre fait avec de l'eau de purin; per-
« sonne n'a été malade.

« Je n'ai pas d'opinion arrêtée sur le rôle de l'eau et du cidre
« dans la propagation du cancer. Je ferai simplement une remar-
« que : Si le cancer est produit par l'eau potable, il doit y avoir
« une grande différence sous le rapport de la fréquence du cancer
« entre les villages où l'on se sert de l'eau de mare pour faire le
« cidre et les villages où l'on se sert de l'eau des fleuves ou des
« rivières. Il devrait y avoir moins de cancer sur le bord des fleu-
« ves que sur les plateaux.

« La circonscription médicale de Pont-de-l'Arche serait bien
« placée pour constater cette différence, si elle existait. En effet,
« la moitié des communes où elle s'étend est située sur le bord de
« la Seine, ou de l'Eure, ou de l'Andelle, et l'autre moitié sur les
« collines environnantes. Eh bien ! ce qu'annoncerait la théorie,
« l'observation ne le confirme pas, car on observe des cancers en
« grand nombre partout, à Pont-de-l'Arche comme à Gouy, à
« Léry comme à Ymare. Il m'a même semblé qu'ils étaient plus
« fréquents dans les vallées que sur les plateaux, où l'on boit de
« l'eau de mare.

« La question est très obscure, très compliquée. »

B. — Réponses affirmatives :

M. BOURDON admettant la contagion, croit à l'influence des eaux
contaminées : « En Normandie, l'eau n'est jamais ingérée que
« sous forme de cidre, il faut donc bien reconnaître que le cidre
« entre pour quelque chose dans la propagation du cancer. Dans
« le village que j'ai cité comme particulièrement contaminé, tout
« le monde prend de l'eau aux mares pour faire le cidre. »

M. DESSEAUX accepte les idées de M. ARNAUDET : « Je crois

« absolument à l'influence de l'eau et du cidre fait avec cette eau;
« c'est, à mon avis, le grand intermédiaire du contage. Dans la
« contrée où j'exerce, c'est dans les villages n'ayant que de l'eau
« de mare plus ou moins infecte, que les cancers sont en plus
« grand nombre. Ainsi, dans une agglomération de moins de
« 200 habitants usant de l'eau de mare pour faire le cidre, j'ai
« constaté l'année dernière 4 décès par cancer. »

« Le cidre fait avec de l'eau contaminée me paraît capable de
« propager le cancer. »

M. LESIGNE n'a que peu de faits, mais il compte ceux de
M. ARNAUDET comme certains.

M. PLANEL a observé un cas de transmission de cancer du mari
à la femme. Cancer de l'estomac dans les 2 cas.

M. PUISTIENNE admet que le cidre amène la carie des dents et
par ce moyen des accidents chroniques du tube digestif, d'où la
fréquence du cancer des voies digestives.

CONCLUSIONS.

Les conclusions qu'on doit tirer de notre travail viennent à
l'encontre de l'idée théorique qui l'a fait entreprendre, mais
nous ne devons pas oublier qu'on doit laisser les faits parler pour
établir une théorie et non point les forcer pour les faire cadrer
avec elle.

1°) Pour la majorité des confrères que nous avons interrogés, le
cancer est fréquent en Normandie, mais rien ne prouve jusqu'ici
qu'il soit plus fréquent qu'ailleurs en France ou à l'étranger.

2) Il paraît très probable qu'il existe çà et là, dans une même
région, des foyers où les cas s'accumulent.

3°) Quelques médecins, un petit nombre, expliquent ces accumu-
lations par la contagion ; le plus grand nombre croit à l'influence
indéniable de l'hérédité.

4°) Tous admettent que la contagion est possible; quelques-uns
seulement la considèrent comme certaine sans donner toutefois
des faits précis.

5°) A propos du caractère contagieux du cancer, la preuve clinique n'est pas faite ; l'eau et le cidre ne paraissent pas pouvoir être incriminés.

6°) Pour résoudre définitivement toutes ces questions, il faut donc encore attendre.

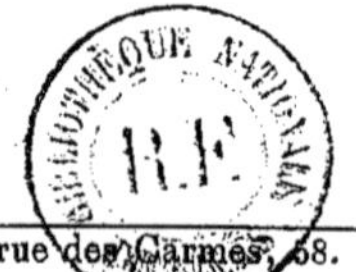

Rouen. — Imprimerie Emile DESHAYS et C°, rue des Carmes, 58.